清·吴瑭◎著

中医临床经典丛书

温病条辨

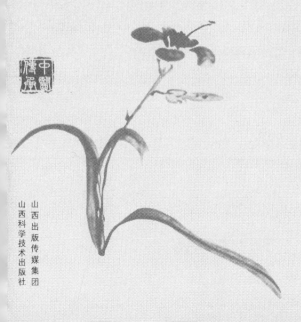

山西出版传媒集团

山西科学技术出版社

目　录

· 2 ·

上　焦　篇

风温　温热　温疫　温毒　冬温

（一）温病者，有风温、有温热、有温疫、有温毒、有暑温、有湿温、有秋温、有冬温、有温疟。

（二）凡病温者，始于上焦，在手太阴。

（三）太阴之为病，脉不缓，不紧而动数，或两寸独大，尺肤热，头痛，微恶风寒，身热自汗，口渴，或不渴而咳，午后热甚者，名曰温病。

（四）太阴风温、温热、温疫、冬温，初起恶风寒者，桂枝汤主之。但恶热，不恶寒而渴者，辛凉平剂银翘散主之。温毒、暑温、湿温、温疟不在此列。

桂枝汤方

桂枝六钱　芍药炒，二钱　炙甘草二钱　生姜三片

大枣二枚，去核

煎法服法：必如《伤寒论》原文而后可。不然，不唯失桂枝汤之妙，反生他变，病必不除。

辛凉平剂银翘散方

连翘一两　银花一两　苦桔梗六钱　薄荷六钱　竹叶四钱　生甘草五钱　芥穗四钱　淡豆豉五钱　牛蒡子六钱

上杵为散，每服六钱，鲜苇根汤煎，香气大出，即取服，勿过煮。肺药取轻清，过煮则味厚而入中焦矣。病重者约二时一服，日三服，夜一服；轻者三时一服，日二服，夜一服；病不解者作再服。盖肺位最高，药过重则过病所，少用又有病重药轻之患。故从普济消毒饮时时轻扬法。今人亦间有用辛凉法者，多不见效，盖病重药轻之故。一不见效，遂改弦易辙，转去转远；即不更张，缓缓延至数日后，必成中下焦症矣。胸膈闷者，加藿香三钱、郁金三钱，护膻中；渴甚者，加花粉；项肿咽痛者，加马勃、元参；衄者，去芥穗、豆豉，加白茅根三钱、侧柏炭三钱、栀子炭三钱；咳者，加杏仁利肺气；二三日病犹在肺，热渐入里，加细生地、麦冬保津液；再不解或小便短者，加知母、黄芩、栀子之苦寒，与麦地之甘寒，合化阴气而治热淫所胜。

（五）太阴温病，恶风寒，服桂枝汤已，恶寒解，余病不解者，银翘散主之。余证悉减者，减其制。

（六）太阴风温，但咳，身不甚热，微渴者，辛凉轻剂桑菊饮主之。

辛凉轻剂桑菊饮方

杏仁二钱　连翘一钱五分　薄荷八分　桑叶二钱五分
菊花一钱　苦桔梗二钱　生甘草八分　苇根二钱

水二杯，煮取一杯，日二服。二三日不解，气粗似喘，燥在气分者，加石膏、知母。舌绛暮热甚燥，邪初入营，加元参二钱，犀角一钱；在血分者，去薄荷、苇根，加麦冬、细生地、玉竹、丹皮各二钱；肺热甚者，加黄芩；渴者加花粉。

（七）太阴温病，脉浮洪，舌黄，渴甚，大汗，面赤，恶热者，辛凉重剂白虎汤主之。

辛凉重剂白虎汤方

生石膏一两，研　知母五钱　生甘草三钱　白粳米一合

水八杯，煮取三杯，分温三服，病退减后服，不知再作服。

（八）太阴温病，脉浮大而芤，汗大出微喘，甚至鼻孔煽者，白虎加人参汤主之。脉若散大者，急用之，倍人参。

白虎加人参汤方

即于上方内加人参三钱。

（九）白虎本为达热出表，若其人脉浮弦而细者，不可与也；脉沉者，不可与也；不渴者，小可与也；汗不出者，

不可与也。常须识此，勿令误也。

（十）太阳温病，气血两燔者，玉女煎去牛膝，加元参主之。

玉女煎去牛膝熟地加细生地元参方（辛凉合甘寒法）

生石膏三两　知母四钱　元参四钱　细生地六钱　麦冬六钱

水八杯，煮取三杯，分二次服，渣再煮一盅服。

（十一）太阴温病，血从上溢者，犀角地黄汤合银翘散主之。有中焦病者，以中焦法治之。若吐粉红血水者死不治。血从上溢，脉七八至以上，面反黑者死不治。可用清络育阴法。

（十二）太阴温病，口渴甚者，雪梨浆沃之。吐白沫黏滞不快者，五汁饮沃之。

雪梨浆方（甘冷法）

以甜水梨大者一枚，薄切，新汲凉水内浸半日，时时频服。

五汁饮方（甘寒法）

梨汁　荸荠汁　鲜苇根汁　麦冬汁　藕汁或用蔗浆

临时斟酌多少，和匀凉服。不甚喜凉者，重汤炖温服。

（十三）太阴病，得之二三日，舌微黄，寸脉盛，心烦懊憹，起卧不安，欲呕不得呕，无中焦症，栀子豉汤主之。

栀子豉汤方（酸苦法）

栀子五枚，捣碎　香豆豉六钱

水四杯，先煮栀子数沸，后纳香豉，煮取二杯，先温服一杯，得吐。止后服。

（十四）太阴病，得之二三日，心烦不安，痰涎壅盛，胸中痞塞，欲呕者，无中焦症，瓜蒂散主之。虚者加参芦。

瓜蒂散方（酸苦法）

甜瓜蒂一钱　赤小豆二钱，研　山栀子二钱

水二杯，煮取一杯，先服半杯，得吐，止后服，不吐，再服。虚者加人参芦一钱五分。

（十五）太阴温病，寸脉大，舌绛而干，法当渴，今反不渴者，热在营中也。清营汤去黄连主之。

（十六）太阴温病，不可发汗。发汗而汗不出者，必发斑疹；汗出过多者，必神昏谵语。发斑者，化斑汤主之；发疹者，银翘散去豆豉加细生地、丹皮、大青叶，倍元参主之。禁升麻、柴胡、当归、防风、羌活、白芷、葛根、三春柳。神昏谵语者，清宫汤主之。牛黄丸、紫雪丹、局方至宝丹亦主之。

化斑汤方

石膏一两　知母四钱　生甘草三钱　元参三钱　犀角二钱　白粳米一合

水八杯，煮取三杯，日三服，渣再煮一盅，夜一服。

银翘散去豆豉加丹皮细生地大青叶倍元参方

即于前银翘散内去豆豉，加细生地四钱，大青叶三钱，丹皮三钱，元参加至一两。

清宫汤方

元参心三钱　莲子心五分　竹叶卷心二钱　连翘心二钱
犀角尖二钱，磨冲　连心麦冬三钱

加减法：热痰盛，加竹沥、梨汁各五匙。咯痰不清，加栝楼皮一钱五分。热毒盛加金汁、人中黄。渐欲神昏，加银花三钱，荷叶二钱，石菖蒲一钱。

安宫牛黄丸方

牛黄　郁金　犀角　黄连　朱砂　山栀　雄黄　黄芩
各一两　梅片　麝香各二钱五分　真珠五钱　金箔

上为极细末，炼老蜜为丸，每丸一钱，金箔为衣，蜡护。脉虚者人参汤下，脉实者银花、薄荷汤下，每服一丸。兼治飞尸卒厥，五痫中恶，大人小儿痉厥之因于热者。大人病重体实者日再服，甚至日三服；小儿服半丸，不知再服半丸。

紫雪丹方（从《本事方》去黄精）

滑石　石膏　寒水石各一斤　磁石水（煮）二斤　捣

煎去渣入后药：　羚羊角　木香　犀角　沉香各五两　丁香一两　升麻　元参各一斤　炙甘草半斤，以上八味，并捣锉，入前药汁中煎，去渣入后药：朴硝　硝石各二斤，提净，入前药汁中，微火煎，不住手将柳木搅，候汁欲凝，再加入后二味：辰砂三两，研细　麝香一两二钱　研细入煎药拌匀，合成退火气，冷水调服一二钱。

局方至宝丹方

犀角一两（镑）　朱砂一两，飞琥珀（研）一两　玳瑁（镑）一两　牛黄五钱　麝香五钱

以安息香重汤炖化，和诸药为丸，一百丸，蜡护。

（十七）邪入心包，舌謇肢厥，牛黄丸主之，紫雪丹亦主之。

（十八）温毒咽痛喉肿，耳前耳后肿，颊肿，面正赤，或喉不痛但外肿，甚则耳聋，俗名大头温、虾蟆温者，普济消毒饮去柴胡、升麻主之。初起一二日，再去芩连，三四日加之佳。

普济消毒饮去升麻柴胡黄芩黄连方

连翘一两　薄荷三钱　马勃四钱　牛蒡子六钱　芥穗三钱　僵蚕五钱　元参一两　银花一两　板蓝根五钱
苦桔梗一两　甘草五钱

上共为粗末，每服六钱，重者八钱。鲜苇根汤煮，去渣服。约二时一服，重者一时许一服。

（十九）温毒外肿，水仙膏主之。并主一切痈疮。

水仙膏方

水仙花根，不拘多少，剥去老赤皮与根须，入石臼，捣如膏，敷肿处，中留一空出热气，干则易之。以肌肤上生黍米大小黄疮为度。

（二十）温毒敷水仙膏后，皮间有小黄疮如黍米者，不可再敷水仙膏。过敷则痛甚而烂，三黄二香散主之。

三黄二香散方（苦辛芳香法）

黄连一两　黄柏一两　生大黄一两　乳香五钱　没药五钱

上为极细末，初用细茶叶调敷，干则易之，继则用香油调敷。

（二十一）温毒神昏谵语者，先以安宫牛黄丸、紫雪丹之属，继以清宫汤。

暑　温

（二十二）形似伤寒，但右脉洪大而数，左脉反小于右，口渴甚，面赤，汗大出者，名曰暑温，在手太阴，白虎汤主之；脉芤甚者，白虎加人参汤主之。

（二十三）《金匮》谓太阳中暍，发热恶寒，身重而疼痛，其脉弦细芤迟，小便已，洒洒然毛耸，手足逆冷，小有劳，身脚热，口开，前板齿燥；若发其汗，则恶寒甚，加温针，则发热甚，数下，则淋甚，可与东垣清暑益气汤。

清暑益气汤方（辛甘化阳，酸甘化阴复法）

黄芪一钱　黄柏一钱　麦冬二钱　青皮一钱　白术一钱五分　升麻三分　当归七分　炙甘草一钱　神曲一钱　人参一钱　泽泻一钱　五味子八分　陈皮一钱　苍术一钱五分　葛根三分　生姜二片　大枣二枚

水五杯，煮取二杯，渣再煮一杯，分温三服。虚者得宜，实者禁用，汗不出而但热者禁用。

（二十四）手太阴暑温，如上条证，但汗不出者，新加香薷饮主之。

新加香薷饮方（辛温复辛凉法）

香薷二钱　银花三钱　鲜扁豆花三钱　厚朴二钱　连翘二钱

水五杯，煮取二杯，先服一杯，得汗，止后服，不汗再服，服尽不汗，再作服。

（二十五）手太阴暑温，服香薷饮，微得汗，不可再服香薷饮。重伤其表，暑必伤气，最令表虚。虽有余症，知在何经，以法治之。

（二十六）手太阴暑温，或已经发汗，或未发汗，而汗不止，烦渴而喘，脉洪大有力者，白虎汤主之；脉洪大而芤者，白虎加人参汤主之；身重者湿也，白虎加苍术汤主之；汗多脉散大，喘喝欲脱者，生脉散主之。

白虎加苍术汤

白虎汤加苍术三钱。

生脉散方（酸甘化阴法）

人参三钱　麦冬二钱，不去心　五味子一钱

水三杯，煮取八分二杯，分二次服，渣再煎服。脉不敛，再作服，以脉敛为度。

（二十七）手太阴暑温，发汗后暑证悉减，但头微胀，目不了了，余邪不解者，清络饮主之。邪不解，而入中下焦者，以中下法治之。

清络饮方（辛凉芳香法）

鲜荷叶边二钱　鲜银花二钱　西瓜翠衣二钱　鲜扁豆花一枝　鲜竹叶心二钱　丝瓜皮二钱

水二杯，煮取一杯，日二服。凡暑伤肺经气分之轻证，皆可用之。

（二十八）手太阴暑温，但咳无痰，咳声清高者，清络饮加甘草、桔梗、甜杏仁、麦冬、知母主之。

清络饮加甘桔甜杏仁麦冬知母汤方

清络饮内加甘草一钱　桔梗一钱　甜杏仁二钱

麦冬三钱　知母三钱

（二十九）两太阴暑温，咳而且嗽，咳声重浊，痰多，不甚渴，渴不多饮者，小半夏加茯苓汤，再加厚朴、杏仁主之。

小半夏加茯苓汤再加厚朴杏仁方（辛温淡法）

半夏八钱　茯苓块六钱　厚朴三钱　生姜五钱　杏仁三钱

甘澜水八杯，煮取三杯，温服，日三服。

（三十）脉虚夜寐不安，烦渴舌赤，时有谵语，目常开不闭，或喜闭不开，暑入手厥阴也。手厥阴暑温，清营汤主之。舌白滑者，不可与也。

清营汤方（咸寒苦甘法）

犀角三钱　麦冬三钱　银花三钱　生地五钱　丹参二钱　连翘二钱，连心用　元参三钱　黄连一钱五分　竹叶心一钱

水八杯，煮取三杯，日三服。

（三十一）手厥阴暑温，身热不恶寒，神清不了了，时时谵语者，安宫牛黄丸主之，紫雪丹亦主之。

（三十二）暑温寒热，舌白不渴，吐血者，名曰暑瘵，为难治。清络饮加杏仁薏仁滑石汤主之。

清络饮加杏仁薏仁滑石汤方

清络饮内加杏仁二钱　滑石末三钱　薏仁三钱　服法

如前。

（三十三）小儿暑温，身热，卒然痉厥，名曰暑痫，清营汤主之，亦可少与紫雪丹。

（三十四）大人暑痫，亦同上法。热初入营，肝风内动，手足瘛疭，可于清营汤中加钩藤、丹皮、羚羊角。

伏　暑

（按：暑温、伏暑，名虽异而病实同，治法须前后互参，故中下焦篇不另立一门）

（三十五）暑兼湿热，偏于暑之热者为暑温，多手太阴证而宜清；偏于暑之湿者为湿温，多足太阴证而宜温。湿热平等者两解之。各宜分晓，不可混也。

（三十六）长夏受暑，过夏而发者，名曰伏暑。霜未降而发者少轻；霜既降而发者则重；冬日发者尤重。子午丑未之年为多也。

（三十七）头痛微恶寒，而赤烦渴，舌白脉濡而数者，虽在冬月，犹为太阴伏暑也。

（三十八）太阴伏暑，舌白口渴，无汗者，银翘散去牛蒡、元参加杏仁、滑石主之。

（三十九）太阴伏暑，舌赤口渴，无汗者，银翘散加生地、丹皮、赤芍、麦冬主之。

（四十）太阴伏暑，舌白，口渴，有汗，或大汗不止者，银翘散去牛蒡子、元参、芥穗，加杏仁、石膏、黄芩主之。脉洪大，渴甚，汗多者，仍用白虎汤；脉虚大而芤者，仍用人参白虎汤。

（四十一）太阴伏暑，舌赤，口渴，汗多，加减生脉散主之。

银翘散去牛蒡子元参加杏仁滑石方

银翘散内除去牛蒡子、元参，加杏仁六钱，滑石（飞）一两，服如银翘散法。胸闷加郁金四钱，香豉四钱，呕而痰多加半夏六钱，茯苓六钱，小便短加薏仁八钱，白通草四钱

银翘散加生地丹皮赤芍麦冬方

银翘散内加生地六钱，丹皮四钱，赤芍四钱，麦冬六钱，服法如前。

银翘散去牛蒡子元参芥穗加杏仁石膏黄芩方

银翘散内去牛蒡子、元参、芥穗，加杏仁六钱，生石膏一两，黄芩五钱，服法如前。

加减生脉散方（酸甘化阴法）

沙参三钱　麦冬三钱　五味子一钱　丹皮二钱　细生地三钱

水五杯，煮二杯，分温再服。

（四十二）伏暑、暑温、湿温，证本一源，前后互参，不可偏执。

湿温　寒湿

（四十三）头痛恶寒，身重疼痛，舌白不渴，脉弦细而濡，面色淡黄，胸闷不饥，午后身热，状若阴虚，病难速已，名曰湿温。汗之则神昏耳聋，甚则目瞑不欲言；下之则洞泻；润之则病深不解。长夏深秋冬日同法，三仁汤主之。

三仁汤方

杏仁五钱　飞滑石六钱　白通草二钱　白蔻仁二钱竹叶二钱　厚朴二钱　生薏仁六钱　半夏五钱

甘澜水八碗，煮取三碗，每服一碗，日三服。

（四十四）湿温邪入心包，神昏肢逆，清宫汤去莲心、麦冬，加银花、赤小豆皮，煎送至宝丹，或紫雪丹亦可。

清宫汤去莲心麦冬加银花赤小豆皮方

犀角一钱　连翘心三钱　元参心二钱　竹叶心二钱银花二钱　赤小豆皮三钱

（四十五）湿温喉阻咽痛，银翘马勃散主之。

银翘马勃散方（辛凉微苦法）

连翘一两　牛蒡子六钱　银花五钱　射干三钱　马勃二钱

上杵为散，服如银翘散法。不痛但阻甚者，加滑石六钱。

（四十六）太阴湿温，气分痹郁而哕者（俗名为呃），宣痹汤主之。

宣痹汤方（苦辛通法）

枇杷叶二钱，去毛　郁金一钱五分　射干一钱　白通草一钱　香豆豉一钱五分

水五杯，煮取二杯，分二次服。

（四十七）太阴湿温喘促者，千金苇茎汤加杏仁、滑石主之。

千金苇茎汤加杏仁滑石方（辛淡法）

苇茎五钱　薏苡仁五钱　桃仁二钱　冬瓜子二钱　滑石三钱　杏仁三钱

水八杯，煮取三杯，分三次服。

（四十八）《金匮》谓太阳中暍，身热疼重而脉微弱，此以夏月伤冷水。水行皮中所致也。一物瓜蒂散主之。

一物瓜蒂散方

瓜蒂二十个

上捣碎，以逆流水八杯，煮取三杯，先服一杯，不吐再服，吐，停后服。虚者加参芦三钱。

（四十九）寒湿伤阳，形寒脉缓，舌淡或白滑，不渴，经络拘束，桂枝姜附汤主之。

桂枝姜附汤（苦辛热法）

桂枝六钱　干姜三钱　白术（生）三钱　熟附子三钱

水五杯，煮取二杯，渣再煮一盅服。

温　疟

（五十）骨节疼烦，时呕，其脉如平，但热不寒，名曰温疟，白虎加桂枝汤主之。

白虎加桂枝汤方（辛凉苦甘复辛温法）

知母六钱　生石膏一两六钱　粳米一合　桂枝木三钱　炙甘草二钱

水八碗，煮取三碗，先服一碗，得汗为度，不知再服。知后仍服一剂，中病即已。

（五十一）但热不寒，或微寒多热，舌干口渴，此乃阴气先伤，阳气独发，名曰瘅疟，五汁饮主之。

（五十二）舌白渴饮，咳嗽频仍，寒从背起，伏暑所致，名曰肺疟，杏仁汤主之。

杏仁汤方（苦辛寒法）

杏仁三钱　黄芩一钱五分　连翘一钱五分　滑石三钱
桑叶一钱五分　茯苓三钱　白蔻皮八分　梨皮二钱

水三杯，煮取一杯，日再服。

（五十三）热多昏狂，谵语烦渴，舌赤中黄，脉弱而数，名曰心疟，加减银翘散主之；兼秽，舌浊口气重者，安宫牛黄丸主之。

加减银翘散方（辛凉兼芳香法）

连翘十分　银花八分　元参五分　犀角五分　麦冬五分（不去心）　竹叶三分

共为粗末，每服五钱，煎成去渣，点荷叶汁二三茶匙，日三服。

秋　燥

（五十四）秋感燥气，右脉数大，伤手太阴气分者，桑杏汤主之。

桑杏汤方（辛凉法）

桑叶一钱　杏仁一钱五分　沙参二钱　象贝一钱　香豉一钱　栀皮一钱　梨皮一钱

水二杯，煮取一杯，顿服之，重者再作服（轻药不得重用，重用必过病所，再一次煮成三杯，其二三次之气味必变，药之气味俱轻故也）。

（五十五）感燥而咳者，桑菊饮主之。

（五十六）燥伤肺胃阴分，或热或咳者，沙参麦冬汤主之。

沙参麦冬汤方（甘寒法）

沙参三钱　玉竹二钱　生甘草一钱　冬桑叶一钱五分麦冬三钱　生扁豆一钱五分　花粉一钱五分

水五杯，煮取二杯，日再服。久热久咳者，加地骨皮三钱。

（五十七）燥气化火，清窍不利者，翘荷汤主之。

翘荷汤方（辛凉法）

薄荷一钱五分　连翘一钱五分　生甘草一钱　黑栀皮一钱五分　桔梗二钱　绿豆皮二钱

水二杯，煮取一杯，顿服之，日服二剂。重者日三服。

加减法：耳鸣者加羚羊角、苦丁茶。目赤者加鲜菊叶、苦丁茶、夏枯草。咽痛者加牛蒡子、黄芩。

（五十八）诸气膹郁，诸痿喘呕之因于燥者，喻氏清燥救肺汤主之。

清燥救肺汤方（辛凉甘润法）

石膏二钱五分　甘草一钱　霜桑叶三钱　人参七分

杏仁七分，泥　胡麻仁一钱，炒研　阿胶八分　麦冬二钱，
不去心　枇杷叶六分，去净毛，炙

水一碗，煮六分，频频二、三次温服，痰多加贝母、
栝楼，血枯加生地黄，热甚加犀角、羚羊角，或加牛黄。

补秋燥胜气论（节录）

按前所序之秋燥方论，乃燥之复气也，标气也。盖燥
属金而克木，木之子，少阳相火也。火气来复，故现燥热
干燥之症。又《灵枢》谓丙丁为手之两阳合明，辰巳为足
之两阳合明。阳明本燥，标阳也。前人谓燥气化火，经谓
燥金之下，火气承之，皆谓是也。按古方书，无秋燥之病，
近代以来，唯喻氏始补燥气论，其方用甘润微寒。叶氏亦
有燥气化火之论，其方用辛凉甘润，乃《素问》所谓燥化
于天，热反胜之，治以辛凉，佐以甘苦法也。

再按胜复之理与正化、对化、从本、从标之道。近代以
来，多不深求，注释之家，亦不甚考。如仲景《伤寒论》
中之麻桂姜附治寒之胜气也，治寒之正化也，治寒之本病
也。白虎承气治寒之复病也，治寒之对化也，治寒之标病
也。余气俱可从此类推。

（一）秋燥之气，轻则为燥，重则为寒，化气为湿，复
气为火。

（二）燥伤本脏，头微痛，恶寒，咳嗽稀痰，鼻塞，嗌
塞，脉弦无汗，杏苏散主之。

杏苏散方

苏叶　半夏　前胡　苦桔梗　陈皮　大枣　茯苓　枳壳　杏仁　甘草　生姜

加减法：无汗脉弦甚或紧者，加羌活微透汗，汗后咳不止去苏叶、羌活，加苏梗。兼泄泻腹满者，加苍术、厚朴。头痛兼眉棱骨痛者，加白芷。热甚加黄芩，泄泻腹满者不用。

（三）伤燥，如伤寒太阳证，有汗不咳，不呕不痛者，桂枝汤小和之。

（四）燥金司令，头痛，身寒热，胸胁痛，甚则疝瘕痛者，桂枝柴胡各半汤加吴萸楝子茴香木香汤主之。

桂枝柴胡各半汤加吴萸楝子茴香木香汤（治以苦温佐以甘辛法）

桂枝　柴胡　吴萸　黄芩　人参　广木香　生姜　白芍　大枣，去核　川楝子　小茴香　半夏　炙甘草

（五）燥淫传入中焦，脉短而涩，无表症，无下症，胸痛，腹胁胀痛，或呕或泄，苦温甘辛以和之。

（六）阳明燥症，里实而坚，未从热化，下之以苦温；已从热化，下之以苦寒。

（七）燥气延入下焦，搏于血分而成癥者，无论男妇，化癥回生丹主之。

化癥回生丹方

人参六两　安南桂二两　两头尖二两　麝香二两　片子姜黄二两　公丁香三两　川椒炭二两　虻虫二两　京三棱二两　蒲黄炭一两　藏红花二两　苏木三两　桃仁三两　苏子霜二两　五灵脂二两　降真香二两　干漆二两　当归尾四两　没药二两　白芍四两　杏仁三两　香附子二两　吴萸二两　元胡索二两　水蛭二两　阿魏二两　小茴香炭三两　川芎二两　乳香二两　良姜二两　艾炭二两　益母膏八两　熟地黄四两　鳖甲胶一斤　大黄八两

共为细末，以高米醋一斤半，熬浓晒干为末，再加醋熬，如是三次，晒干，末之。

共为细末，以鳖甲、益母、大黄，三胶和匀，再加炼蜜为丸，重一钱五分，蜡皮封护，用时温开水和，空心服，瘀甚之证，黄酒下。

——治癥结不散不痛。

——治癥发痛甚。

——治血痹。

——治妇女干血痨证之属实者。

——治疟母左胁痛而寒热者。

——治妇女经前作痛，古谓之痛经者。

——治妇女将欲行经而寒热者。

——治妇女将欲行经，误食生冷腹痛者。

——治妇女经闭。

——治妇女经来紫黑，甚至成块者。

——治腰痛之因于跌扑死血者。

——治产后瘀血，少腹痛，拒按者。

——治跌扑昏晕欲绝者。

——治金疮、棒疮之有瘀滞者。

（八）燥气久伏下焦，不与血搏，老年八脉空虚，不可以化癥回生丹者，复亨丹主之。

复亨丹 (苦温甘辛法)

石硫黄十分　鹿茸八分，酒炙　杞子六分　人参四分茯苓八分　淡苁蓉八分　安南桂四分　萆薢六分　全当归六分，酒浸　川椒炭三分　炙龟板四分　小茴香六分酒浸

与当归同炒黑，益母膏和为丸，小梧桐子大，每服二钱，日再服，冬日渐加至三钱，开水下。

中 焦 篇

风温 温热 温疫 温毒 冬温

（一）面目俱赤，语声重浊，呼吸俱粗，大便闭，小便涩，舌苔老黄，甚则黑有芒刺，但恶热，不恶寒，日晡益甚者，传至中焦，阳明温病也。脉浮洪躁甚者，白虎汤主之；脉沉数有力，甚则脉体反小而实者，大承气汤主之。暑温、湿温、温疟，不在此列。

大承气汤方

大黄六钱　芒硝三钱　厚朴三钱　枳实三钱

水八杯，先煮枳、朴，后纳大黄、芒硝，煮取三杯，先服一杯，约二时许，得利，止后服；不知，再服一杯；再不知，再服。

（二）阳明温病，脉浮而促者，减味竹叶石膏汤主之。

减味竹叶石膏汤方（辛凉合甘寒法）

竹叶五钱　石膏八钱　麦冬六钱　甘草三钱

水八杯，煮取三杯，一时服一杯，约三时令尽。

（三）阳明温病，诸症悉有而微，脉不浮者，小承气汤微和之。

小承气汤方（苦辛通法）

大黄五钱　厚朴二钱　枳实一钱

水八杯，煮取三杯，先服一杯。得宿粪止后服，不知，再服。

（四）阳明温病，汗多谵语，舌苔老黄而干者，宜小承气汤。

（五）阳明温病，无汗，小便不利，谵语者，先与牛黄丸。不大便，再与调胃承气汤。

（六）阳明温病，面目俱赤，肢厥，甚则通体皆厥，不瘛疭，但神昏，不大便七八日以外，小便赤，脉沉伏，或并脉亦厥，胸腹满坚，甚则拒按，喜凉饮者，大承气汤主之。

（七）阳明温病，纯利稀水无粪者，谓之热结旁流。调胃承气汤主之。

调胃承气汤（热淫于内，治以咸寒，佐以甘苦法）

大黄三钱　芒硝五钱　生甘草二钱

（八）阳明温病，实热壅塞为哕者，下之。连声哕者，中焦；声断续，时微时甚者，属下焦。

（九）阳明温病，下利谵语，阳明脉实或滑疾者，小承气汤主之；脉不实者，牛黄丸主之，紫雪丹亦主之。

（十）温病，三焦俱急，大热大渴，舌燥，脉不浮而躁甚，舌色金黄，痰涎壅甚，不可单行承气者，承气合小陷胸汤主之。

承气合小陷胸汤（苦辛寒法）

生大黄五钱　厚朴二钱　枳实二钱　半夏三钱　栝楼三钱　黄连二钱

水八杯，煮取三杯，先服一杯，不下，再服一杯。得快利，止后服，不便再服。

（十一）阳明温病，无上焦症，数日不大便，当下之；若其人阴素虚，不可行承气者，增液汤主之。服增液汤已，周十二时观之，若大便不下者，合调胃承气汤微和之。

增液汤方（咸寒苦甘法）

元参一两　麦冬八钱，连心　细生地八钱

水八杯，煮取三杯，口干则与饮，令尽。不便，再作服。

（十二）阳明温病，下后汗出，当复其阴，益胃汤主之。

益胃汤方（甘凉法）

沙参三钱　麦冬五钱　冰糖一钱　细生地五钱　玉竹一钱五分，炒香

水五杯，煮取二杯，分两次服。渣再煮一杯服。

（十三）下后无汗脉浮者，银翘汤主之；脉浮洪者，白虎汤主之；脉洪而芤者，白虎加人参汤主之。

银翘汤方（辛凉合甘寒法）

银花五钱　连翘三钱　竹叶二钱　生甘草一钱　麦冬四钱　细生地四钱

（十四）下后无汗，脉不浮而数，清燥汤主之。

清燥汤方（甘凉法）

麦冬五钱　知母二钱　人中黄一钱五分　细生地五钱　元参三钱

水八杯，煮取三杯，分三次服。

加减法：咳嗽胶痰，加沙参三钱，桑叶一钱五分，梨汁半酒杯，牡蛎三钱，牛蒡子三钱。

（十五）下后数日，热不退，或退不尽，口燥咽干，舌苔干黑，或金黄色，脉沉而有力者，护胃承气汤微和之；脉沉而弱者，增液汤主之。

护胃承气汤（苦甘法）

生大黄三钱　元参三钱　细生地三钱　丹皮二钱　知

母二钱　麦冬三钱，连心

水五杯，煮取二杯，先服一杯。得结粪，止后服，不便，再服。

（十六）阳明温病，下后二三日，下症复现，脉不甚沉，或沉而无力，止可与增液，不止可与承气。

（十七）阳明温病，下之不通，其证有五：应下失下，正虚不能运药，不运药者死，新加黄龙汤主之；喘促不宁，痰涎壅滞，右寸实大，肺气不降者，宣白承气汤主之；左尺牢坚，小便赤痛，时烦渴甚，导赤承气汤主之；邪闭心包，神昏舌短，内窍不通，饮不解渴者，牛黄承气汤主之；津液不足，无水舟停者，间服增液，再不下者，增液承气汤主之。

新加黄龙汤 （苦甘咸法）

细生地五钱　生甘草二钱　人参一钱五分，另煎　生大黄三钱　芒硝一钱　元参五钱　麦冬五钱，连心　当归一钱五分　海参二条，洗　姜汁六匙

水八杯，煮取三杯。先用一杯，冲参汁五分，姜汁二匙，顿服之。如腹中有响声，或转矢气者，为欲便也，候一二时不便，再如前法服一杯；候二十四刻不便，再服第三杯。如服一杯，即得便，止后服，酌服益胃汤一剂。余参或可加入。

宣白承气汤 （苦辛淡法）

生石膏五钱　生大黄三钱　杏仁粉二钱　栝楼皮一钱

五分

水五杯，煮取二杯，先服一杯，不知，再服。

导赤承气汤（苦甘咸法）

赤芍三钱　细生地五钱　生大黄三钱　黄连二钱　黄柏二钱　芒硝一钱

水五杯，煮取二杯，先服一杯，不下，再服。

牛黄承气汤

安宫牛黄丸二丸，化开，调生大黄末三钱，先服一半，不知再服。

增液承气汤

增液汤内加大黄三钱，芒硝一钱五分。

水八杯，煮取三杯，先服一杯，不知，再服。

（十八）下后，虚烦不眠，心中懊憹，甚至反复颠倒，栀子豉汤主之。若少气者，加甘草；若呕者，加姜汁。

栀子豉加甘草汤

栀子豉汤内加甘草二钱，煎法如前。

栀子豉加姜汁方

栀子豉汤内加姜汁五匙。

（十九）阳明温病，干呕口苦而渴，尚未可下者，黄连黄芩汤主之；不渴而舌滑者，属湿温。

黄连黄芩汤方（苦寒微辛法）

黄连二钱　黄芩二钱　郁金一钱五分　香豆豉二钱

水五杯，煮取二杯，分二次服。

（二十）阳明温病，舌黄燥，肉色绛，不渴者，邪在血分，清营汤主之；若滑者不可与也，当于湿温中求之。

（二十一）阳明斑者，化斑汤主之。

（二十二）阳明温病，下后疹续出者，银翘散去豆豉加细生地、大青叶、元参、丹皮汤主之。

（二十三）斑疹，用升提则衄，或厥，或咳呛，或昏痉，用壅补则瞀乱。

（二十四）斑疹，阳明证悉具，外出不快，内壅特甚者，调胃承气汤微和之；得通则已，不可令大泄，大泄则内陷。

（二十五）阳明温毒发痘者，如斑疹法，随其所在而攻之。

（二十六）阳明温毒，杨梅疮者，以上法随其所偏而调之，重加败毒，兼与利湿。

（二十七）阳明温病，不甚渴，腹不满，无汗，小便不利，心中懊憹者，必发黄。黄者，栀子柏皮汤主之。

栀子柏皮汤方

栀子五钱　生甘草三钱　黄柏五钱

水五杯，煮取二杯，分二次服。

（二十八）阳明温病，无汗，或但头汗出，身无汗，渴欲饮水，腹满，舌燥黄，小便不利者；必发黄，茵陈蒿汤主之。

茵陈蒿汤

茵陈蒿六钱　栀子三钱　生大黄三钱

水八杯，先煮茵陈减水之半，再入二味，煮成三杯，分三次服，以小便利为度。

（二十九）阳明温病，无汗，实证未剧，不可下；小便不利者，甘苦合化，冬地三黄汤主之。

冬地三黄汤（甘苦合化阴气法）

麦冬八钱　黄连一钱　元参四钱　细生地四钱　黄柏一钱　黄芩一钱　苇根汁半酒杯，冲　银花露半酒杯，冲　生甘草三钱

水八杯，煮取三杯，分三次服，以小便得利为度。

（三十）温病，小便不利者，淡渗不可与也，忌五苓、八正辈。

（三十一）温病燥热，欲解燥者，先滋其干，不可纯用苦寒也。服之反燥甚。

（三十二）阳明温病，下后热退，不可即食，食者必复。周十二时后，缓缓与食，先取清者，勿令饱，饱则必复，复必重也。

（三十三）阳明温病，下后脉静，身不热，舌上津回，十数日不大便，可与益胃增液辈，断不可再与承气也。下后舌苔未尽退，口微渴，面微赤，脉微数，身微热，日浅者亦与增液辈；日深舌微干者，属下焦复脉法也，勿轻与承气。轻与者，肺燥而咳，脾滑而泄，热反不除，渴反甚也，百日死。

（三十四）阳明温病，渴甚者，雪梨浆沃之。

（三十五）阳明温病，下后微热，舌苔不退者，薄荷末拭之。

（三十六）阳明温病，斑疹、温痘、温疮、温毒、发黄，神昏谵语者，安宫牛黄丸主之。

（三十七）风温、温热、温疫、温毒、冬温之在中焦，阳明病居多；湿温之在中焦，太阴病居多；暑温则各半也。

暑温　伏暑

（三十八）脉洪滑，面赤身热，头晕，不恶寒，但恶热，舌上黄，滑苔，渴欲凉饮，饮不解渴，得水则呕，按之胸下痛，小便短，大便闭者。阳明暑温，水结在胸也。小陷胸汤加枳实主之。

小陷胸加枳实汤方（苦辛寒法）

黄连二钱　栝楼三钱　枳实二钱　半夏五钱

急流水五杯，煮取二杯，分二次服。

（三十九）阳明暑温，脉滑数，不食，不饥，不便，浊痰凝聚，心下痞者，半夏泻心汤去人参、干姜、大枣、甘草，加枳实、杏仁主之。

半夏泻心汤去干姜甘草加枳实杏仁方（苦辛寒法）

半夏一两　黄连二钱　黄芩三钱　枳实二钱　杏仁三钱

水八杯，煮取三杯，分二次服。虚者复纳人参二钱，大枣三枚。

（四十）阳明暑温，湿气已化，热结独存，口燥咽干，渴欲饮水，面目俱赤，舌燥黄，脉沉实者，小承气汤各等分之云。

（四十一）暑温蔓延三焦，舌滑微黄　邪在气分者，三石汤主之；邪气久留，舌绛苔少，热搏血分者，加味清宫汤主之；神识不清，热闭内窍者，先与紫雪丹，再与清宫汤。

三石汤方

飞滑石三钱　生石膏五钱　寒水石三钱　杏仁三钱

竹茹二钱，炒　白通草二钱　银花三钱，花露更妙　金汁一酒杯，冲

水五杯，煮成二杯，分二次温服。

加味清宫汤方

此于前清宫汤内，加知母三钱，银花二钱，竹沥五茶

匙，冲入。

（四十二）暑温伏暑，三焦均受，舌灰白，胸痞闷，潮热呕恶，烦渴自利，汗出溺短者，杏仁滑石汤主之。

杏仁滑石汤 （苦辛寒法）

杏仁三钱　滑石三钱　黄芩二钱　橘红一钱半　黄连一钱　郁金二钱　通草一钱　厚朴二钱　半夏三钱

水八杯，煮取三杯，分三次服。

寒　湿

（四十三）湿之入中焦，有寒湿，有热湿，有自表传来，有水谷内蕴，有内外相合。其中伤也，有伤脾阳，有伤脾阴，有伤胃阳，有伤胃阴，有两伤脾胃。伤脾胃之阳者，十常八九；伤脾胃之阴者，十居一二。彼此混淆，治不中款，遗患无穷，临证细推，不可泛论。

（四十四）足太阴寒湿，痞结，胸满，不饥，不食，半苓汤主之。

半苓汤方 （苦辛淡渗法）

半夏五钱　茯苓块五钱　川连一钱　厚朴三钱　通草八钱，煎汤，煮前药

水十二杯，煮通草成八杯，再入余药煮成三杯，分三

次服。

（四十五）足太阴寒湿，腹胀，小便不利，大便溏而不爽，若欲滞下者，四苓加厚朴秦皮汤主之，五苓散亦主之。

四苓加厚朴秦皮汤方 （苦温淡法）

茅术三钱　厚朴三钱　茯苓块五钱　猪苓四钱　秦皮二钱　泽泻四钱

水八杯，煮成八分三杯。分三次服。

五苓散 （甘温淡法）

猪苓一两　赤术一两　茯苓一两　泽泻一两六钱　桂枝五钱

共为细末，百沸汤和服三钱，日三服。

（四十六）足太阴寒湿，四肢乍冷，自利，目黄，舌白滑，甚则灰，神倦不语，邪阻脾窍，舌謇语重，四苓加木瓜草果厚朴汤主之。

四苓加木瓜厚朴草果汤方 （苦热兼酸淡法）

生于白术三钱　猪苓一钱五分　泽泻一钱五分　赤苓块五钱　木瓜一钱　厚朴一钱　草果八分　半夏三钱

水八杯，煮取八分三杯，分三次服。阳素虚者，加附子二钱。

（四十七）足太阴寒湿，舌灰滑，中焦滞痞，草果茵陈汤主之。面目俱黄，四肢常厥者，茵陈四逆汤主之。

草果茵陈汤方（苦辛温法）

草果一钱　茵陈三钱　茯苓皮三钱　厚朴二钱　广皮一钱五分　猪苓二钱　大腹皮二钱　泽泻一钱五分

水五杯，煮取二杯，分二次服。

茵陈四逆汤方（苦辛甘热复微寒法）

附子三钱，炮　干姜五钱　炙甘草二钱　茵陈六钱

水五杯，煮取二杯，温服一杯。厥回，止后服；仍厥，再服尽剂，厥不同，再作服。

（四十八）足太阴寒湿，舌白滑，甚则灰，脉迟，不食，不寐，大便窒塞，浊阴凝聚，阳伤腹痛，痛甚则肢逆，椒附白通汤主之。

椒附白通汤方

生附子三钱，炒黑　川椒二钱，炒黑　淡干姜二钱　葱白三茎　猪胆汁半烧酒杯，去渣后调入

水五杯，煮成二杯，分二次凉服。

（四十九）阳明寒湿，舌白腐，肛坠痛，便不爽，不喜食，附子理中汤去甘草加广皮厚朴汤主之。

附子理中汤去甘草加厚朴广皮汤方（辛甘兼苦法）

生茅术三钱　人参一钱六分　炮干姜一钱五分　厚朴二钱　广皮一钱五分　生附子一钱五分，炮黑

水五杯，煮取八分二杯，分二次服。

（五十）寒湿伤脾胃两阳，寒热，不饥，吞酸，形寒，或脘中痞闷，或酒客湿聚，苓姜术桂汤主之。

苓姜术桂汤方（苦辛温法）

茯苓块五钱　生姜三钱　炒白术三钱　桂枝三钱

水五杯，煮取八分二杯，分温再服。

（五十一）湿伤脾胃两阳，既吐且利，寒热身痛，或不寒热，但腹中痛，名曰霍乱。寒多不欲饮水者，理中汤主之；热多欲饮水者，五苓散主之。吐利汗出，发热恶寒，四肢拘急，手足厥冷，四逆汤主之；吐利止而身痛不休者，宜桂枝汤小和之。

理中汤方（甘热微苦法）

人参　甘草　白术　干姜各三两（此方分量以及方后加减法，悉照《金匮》原文，用者临时斟酌）

水八杯，煮取三杯，温服一杯，日三服。

加减法：若脐上筑者，肾气动也，去术加桂四两。吐多者去术，加生姜三两。下多者还用术。悸者加茯苓二两。渴欲饮水者加术，足前成四两半。腹中痛者加人参，足前成四两半。寒者加干姜，足前成四两半。腹满者去术，加附子一枚。服汤后，如食顷，饮热粥一升许，微自汗，勿发揭衣被。

五苓散方

加减法：腹满者，加厚朴、广皮各一两。渴甚面赤，脉大紧而急，搧扇不知凉，饮冰不知冷，腹痛甚，时时躁烦者，格阳也，加干姜一两五钱（此条非仲景原文，余治验也）。百沸汤和，每服五钱，日三服。

四逆汤方 （辛甘热法）

炙甘草二两　干姜一两半　生附子一枚，去皮　加人参一两（分量宜临时斟酌）

水五茶碗，煮取二碗，分二次服。

（五十二）霍乱兼转筋者，五苓散加防己桂枝薏仁主之；寒甚脉紧者，再加附子。

五苓散加防己桂枝薏仁方

即于前五苓散内加防己一两、桂枝一两半（足前成二两）、薏仁二两。寒甚者加附子大者一枚。杵为细末，每服五钱，百沸汤和，日三，剧者日三夜一，得卧，则勿再令服。

（五十三）卒中寒湿，内挟秽浊，眩冒欲绝，腹中绞痛，脉沉紧而迟，甚则伏，欲吐不得吐，欲利不得利，甚则转筋，四肢欲厥，俗名"发痧"，又名"干霍乱"。转筋者，俗名"转筋火"，古方书不载。蜀椒救中汤主之，九痛丸亦可服。语乱者，先服至宝丹，再与汤药。

蜀椒救中汤方（苦辛通法）

蜀椒三钱，炒出汗　淡干姜四钱　厚朴三钱　槟榔二钱
广皮二钱

水五杯，煮取二杯，分二次服。兼转筋者，加桂枝三
钱、防己五钱、薏仁三钱。厥者加附子二钱。

九痛丸方（治九种心痛。苦辛甘热法）

附子三两　生狼牙一两　人参一两　干姜一两　吴萸
一两　巴豆一两，去皮心，熬，碾如膏

蜜丸，梧子大，酒下。强人初服三丸，日三服，弱者
二丸。兼治卒中恶，腹胀痛，口不能言；又治连年积冷，
流注心胸痛，并冷冲上气，落马坠车血病等证，皆主之。
忌口如常法。

湿温　附：疟、痢、疸、痹

（五十四）湿热，上焦未清，里虚内陷，神识如蒙，舌
滑，脉缓，人参泻心汤加白芍主之。

人参泻心汤方（苦辛寒兼甘法）

人参二钱　干姜二钱　黄连一钱五分　黄芩一钱五分
枳实一钱　生白芍二钱

水五杯，煮取二杯，分二次服，渣再煮一杯服。

（五十五）湿热受自口鼻，由募原直走中道，不饥不食，机窍不灵，三香汤主之。

三香汤方（微苦微辛微寒兼芳香法）

栝楼皮三钱　桔梗三钱　黑山栀二钱　枳壳二钱　郁金二钱　香豉二钱　降香末三钱

水五杯，煮取二杯，分二次温服。

（五十六）吸受秽湿，三焦分布，热蒸头胀，身痛呕逆，小便不通，神识昏迷，舌白，渴不多饮。先宜芳香通神利窍——安宫牛黄丸；继用淡渗分消浊湿——茯苓皮汤。

茯苓皮汤（淡渗兼微辛微凉法）

茯苓皮五钱　生薏仁五钱　猪苓三钱　大腹皮三钱白通草三钱　淡竹叶二钱

水八杯，煮取三杯，分三次服。

（五十七）阳明湿温，气壅为哕者，新制橘皮竹茹汤主之。

新制橘皮竹茹汤（苦辛通降法）

橘皮三钱　竹茹三钱　柿蒂七枚　姜汁三茶匙，冲

水五杯，煮取二杯，分二次温服；不知，再作服。有痰火者加竹沥、栝楼霜；有瘀血者加桃仁。

（五十八）三焦湿郁，升降失司，脘连腹胀，大便不

爽，一加减正气散主之。

一加减正气散方

藿香梗二钱　厚朴二钱　杏仁二钱　茯苓皮二钱　广皮一钱　神曲一钱半　麦芽一钱半　绵茵陈二钱　大腹皮一钱

水五杯，煮二杯，再服。

（五十九）湿郁三焦，脘闷，便溏，身痛，舌白，脉象模糊，二加减正气散主之。

二加减正气散（苦辛淡法）

藿香梗三钱　广皮二钱　厚朴二钱　茯苓皮三钱　木防己三钱　大豆黄卷二钱　川通草一钱五分　薏苡仁三钱

水八杯，煮三杯，三次服。

（六十）秽湿着里，舌黄脘闷，气机不宣，久则酿热，三加减正气散主之。

三加减正气散方（苦辛寒法）

藿香三钱，连梗叶　茯苓皮三钱　厚朴二钱　广皮一钱五分　杏仁三钱　滑石五钱

水五杯，煮取二杯，再服。

（六十一）秽湿着里，邪阻气分，舌白滑，脉右缓，四加减正气散主之。

四加减正气散方（苦辛温法）

藿香梗三钱　厚朴二钱　茯苓三钱　广皮一钱五分
草果一钱　神曲二钱　楂肉五钱，炒

水五杯，煮取二杯，渣再煮一杯，三次服。

（六十二）秽湿着里，脘闷便泄，五加减正气散主之。

五加减正气散方（苦辛温法）

藿香梗二钱　广皮一钱五分　茯苓块三钱　厚朴二钱
大腹皮一钱五分　谷芽一钱　苍术二钱

水五杯，煮取二杯，日再服。

（六十三）脉缓身痛，舌淡黄而滑，渴不多饮，或竟不
渴，汗出热解，继而复热。内不能运水谷之湿，外复感时
令之湿，发表攻里，两不可施。误认伤寒，必转坏证。徒
清热则湿不退，徒祛湿则热愈炽。黄芩滑石汤主之。

黄芩滑石汤方（苦辛寒法）

黄芩三钱　滑石三钱　茯苓皮三钱　大腹皮二钱　白
蔻仁一钱　通草一钱　猪苓三钱

水六杯，煮取二杯，渣再煮一杯，分温三服。

（六十四）阳明湿温，呕而不渴者，小半夏加茯苓汤主
之；呕甚而痞者，半夏泻心汤去人参干姜大枣甘草加枳实
生姜主之。

小半夏加茯苓汤方

半夏六钱　　茯苓六钱　　生姜四钱

水五杯，煮取二杯，分二次服。

半夏泻心汤去人参干姜甘草大枣加枳实生姜方

半夏六钱　　黄连二钱　　黄芩三钱　　枳实三钱　　生姜三钱

水八杯，煮取三杯，分三次服。虚者复纳人参、大枣。

（六十五）湿聚热蒸，蕴于经络，寒战热炽，骨骱烦疼，舌色灰滞，面目痿黄，病名湿痹，宣痹汤主之。

宣痹汤方 （苦辛通法）

防己五钱　　杏仁五钱　　滑石五钱　　连翘三钱　　山栀三钱　　薏苡仁五钱　　半夏三钱，醋炒　　晚蚕砂三钱　　赤小豆皮三钱

水八杯，煮取三杯，分温三服。痛甚加片子姜黄二钱，海桐皮三钱。

（六十六）湿郁经脉，身热身痛，汗多自利，胸腹白疹，内外合邪，纯辛走表，纯苦清热，皆在所忌；辛凉淡法，薏苡竹叶散主之。

薏苡竹叶散方 （辛凉淡法，亦轻以去实法）

薏苡仁五钱　　竹叶三钱　　飞滑石五钱　　白蔻仁一钱五分　　连翘三钱　　茯苓块五钱　　白通草一钱五分

共为细末，每服五钱，日三服。

（六十七）风、暑、寒、湿，杂感混淆，气不主宣，咳嗽头胀，不饥舌白，肢体若废，杏仁薏苡汤主之。

杏仁薏苡汤方（苦辛温法）

杏仁三钱　薏苡三钱　桂枝五分　生姜七分　厚朴一钱　半夏一钱五分　防己一钱五分　白蒺藜二钱

水五杯，煮取三杯，渣再煮一杯，分温三服。

（六十八）暑湿痹者，加减木防己汤主之。

加减木防己汤（辛温辛凉复法）

防己六钱　桂枝三钱　石膏六钱　杏仁四钱　滑石四钱　白通草二钱　薏仁三钱

水八杯，煮取三杯，分温三服。见小效不即退者，加重服，日三夜一。

（六十九）湿热不解，久酿成疸，古有成法，不及备载，聊列数则，以备规矩（下疟痢等症仿此）。

（七十）夏秋疸病，湿热气蒸，外干时令，内蕴水谷，必以宣通气分为要。失治则为肿胀。由黄疸而肿胀者，苦辛淡法，二金汤主之。

二金汤方

鸡内金五钱　海金砂五钱　厚朴三钱　大腹皮三钱　猪苓三钱　白通草二钱

水八杯，煮取三杯，分三次温服。

（七十一）诸黄疸，小便短者，茵陈五苓散主之。

茵陈五苓散

茵陈十分　　五苓散五分

共为细末，和匀，每服三钱，日三服（五苓散系苦辛温法，今茵陈倍五苓，乃苦辛微寒法）。

（七十二）黄疸脉沉，中痞恶心，便结溺赤，病属三焦里症，杏仁石膏汤主之。

杏仁石膏汤方（苦辛寒法）

杏仁五钱　　石膏八钱　　半夏五钱　　山栀三钱　　黄柏三钱　　枳实汁每次二茶匙冲　　姜汁每次三茶匙冲

水八杯，煮取三杯，分三次温服。

（七十三）素积劳倦，再感湿温，误用发表，身面俱黄，不饥，溺赤，连翘赤豆饮煎送保和丸。

连翘赤豆饮方（苦辛微寒法）

连翘二钱　　山栀一钱　　通草一钱　　赤豆二钱　　花粉一钱　　香豆豉一钱

煎送保和丸三钱。

保和丸方（苦辛温平法）

山楂　　神曲　　茯苓　　陈皮　　卜子　　连翘　　半夏

（七十四）湿甚为热，疟邪痞结心下，舌白口渴，烦躁自利。初身痛，继则心下亦痛，泻心汤主之。

（七十五）疟家湿疟，忌用发散。苍术白虎汤加草果主之。

苍术白虎汤加草果方（辛凉复苦辛法）

即白虎汤内加苍术、草果。

（七十六）背寒，胸中痞结，疟来日晏，邪渐入阴，草果知母汤主之。

草果知母汤方（苦辛寒兼酸法）

草果一钱五分　知母二钱　半夏三钱　厚朴二钱　黄芩一钱五分　花粉一钱五分　乌梅一钱五分　姜汁五匙

冲水五杯，煮取二杯，分二次温服。

（七十七）疟伤胃阳，气逆不降；热劫胃液，不饥不饱，不食不便，渴不欲饮，味变酸浊；加减人参泻心汤主之。

加减人参泻心汤（苦辛温复咸寒法）

人参二钱　黄连一钱五分　枳实一钱　干姜一钱五分
生姜二钱　牡蛎二钱

水五杯，煮取二杯，分二次温服。

（七十八）疟伤胃阴，不饥不饱，不便，潮热，得食则烦热愈加，津液不复者，麦冬麻仁汤主之。

麦冬麻仁汤方（酸甘化阴法）

麦冬五钱，连心　火麻仁四钱　生白芍四钱　何首乌三钱　乌梅肉二钱　知母二钱

水八杯，煮取三杯，分三次温服。

（七十九）太阴脾疟，寒起四末，不渴多呕，热聚心胸，黄连白芍汤主之。烦躁甚者，可另服牛黄丸一丸。

黄连白芍汤方（苦辛寒法）

黄连二钱　黄芩二钱　半夏三钱　枳实一钱五分　白芍三钱　姜汁五匙，冲

水八杯，煮取三杯，分三次温服。

（八十）太阴脾疟，脉濡寒热，疟来日迟，腹微满，四肢不暖，露姜饮主之。

露姜饮方（甘温复甘凉法）

人参一钱　生姜一钱
水两杯，煮成一杯。露一宿，汤炖服。

（八十一）太阴脾疟，脉弦而缓，寒战，甚则呕吐噫气，腹鸣溏泄。苦辛寒法，不中与也；苦辛温法，加味露姜饮主之。

加味露姜饮方（苦辛温法）

人参一钱　半夏二钱　草果一钱　生姜二钱　广皮一

钱　青皮一钱，醋炒

水二杯半，煮成一杯，滴荷叶露三匙，温服，渣再煮一杯服。

（八十二）中焦疟，寒热久不止，气虚留邪，补中益气汤主之。

补中益气汤方

炙黄芪一钱五分　人参一钱　炙甘草一钱　白术一钱，炒　广皮五分　当归五分　升麻三分，炙　柴胡三分，炙生姜三片　大枣二枚，去核

水五杯，煮取二杯，渣再煮一杯，分温三服。

（八十三）脉左弦，暮热早凉，汗解渴饮，少阳疟偏于热重者，青蒿鳖甲汤主之。

青蒿鳖甲汤方（苦辛咸寒法）

青蒿三钱　知母二钱　桑叶二钱　鳖甲五钱　丹皮二钱　花粉二钱

水五杯，煮取二杯。疟来前，分二次温服。

（八十四）少阳疟如伤寒证者，小柴胡汤主之。渴甚者去半夏，加栝楼根；脉弦迟者，小柴胡加干姜陈皮汤主之。

小柴胡汤方（苦辛甘温法）

柴胡三钱　黄芩一钱五分　半夏二钱　人参一钱　炙甘草一钱五分　生姜三片　大枣二枚，去核

水五杯，煮取二杯，分二次温服。加减如《伤寒论》中法。渴甚者去半夏，加栝楼根三钱。

小柴胡加干姜陈皮汤方（苦辛温法）

即于小柴胡汤内加干姜二钱　陈皮二钱

水八杯，煮取三杯，分三次温服。

（八十五）舌白脘闷，寒起四末，渴喜热饮，湿蕴之故，名曰湿疟。厚朴草果汤主之。

厚朴草果汤方（苦辛温法）

厚朴一钱五分　杏仁一钱五分　草果一钱　半夏二钱
茯苓块三钱　广皮一钱

水五杯，煮取二杯，分二次温服。

（八十六）湿温内蕴，夹杂饮食停滞，气不得运，血不得行，遂成滞下，俗名痢疾，古称重证，以其深入脏腑也。初起腹痛胀者易治，日久不痛并不胀者难治；脉小弱者易治，脉实大数者难治；老年久衰，实大、小弱并难治，脉调和者易治；日数十行者易治，一二行或有或无者难治；面色、便色鲜明者易治，秽暗者难治；噤口痢属实者尚可治，属虚者难治；先滞后利者易治，先利后滞者难治；先滞后疟者易治，先疟后滞者难治；本年新受者易治，上年伏暑、酒客积热、老年阳虚积湿者难治；季胁、少腹无动气疝瘕者易治，有者难治。

（八十七）自利不爽，欲作滞下，腹中拘急，小便短者，四苓合芩芍汤主之。

四苓合芩芍汤方（苦辛寒法）

苍术二钱　猪苓二钱　茯苓二钱　泽泻二钱　白芍二
钱　黄芩二钱　广皮一钱五分　厚朴二钱　木香一钱

水五杯，煮取二杯，分二次温服。久痢不用之。

（八十八）暑湿风寒杂感，寒热迭作，表证正盛，里证
复急，腹不和而滞下者，活人败毒散主之。

活人败毒散（辛甘温法）

羌活　独活　茯苓　川芎　枳壳　柴胡　人参　前胡
桔梗　以上各一两　甘草五钱

共为细末，每服二钱，水一杯，生姜三片，煎至七分，
顿服之。热毒冲胃噤口者，本方加陈仓米各等分，名仓廪
散，服法如前加一倍。噤口属虚者勿用之。

（八十九）滞下已成，腹胀痛，加减芩芍汤主之。

加减芩芍汤方（苦辛寒法）

白芍三钱　黄芩二钱　黄连一钱五分　厚朴二钱　木
香一钱，煨　广皮二钱

水八杯，煮取三杯，分三次温服。忌油腻生冷。

加减法：肛坠者，加槟榔二钱。腹痛甚欲便，便后痛
减，再痛再便者，白滞加附子一钱五分、酒炒大黄三钱；
红滞加肉桂一钱五分、酒炒大黄三钱。通爽后即止，不可

频下，如积未净，当减其制。红积加归尾一钱五分、红花一钱、桃仁二钱。舌浊脉实有食积者，加楂肉一钱五分、神曲二钱、枳壳一钱五分。湿重者，目黄舌白不渴，加茵陈三钱、白通草一钱、滑石二钱。

（九十）滞下湿热内蕴，中焦痞结，神识昏乱，泻心汤主之。

（九十一）滞下红白，舌色灰黄，渴不多饮，小溲不利，滑石藿香汤主之。

滑石藿香汤方（辛淡合芳香法）

飞滑石三钱　白通草一钱　猪苓二钱　茯苓皮三钱
藿香梗二钱　厚朴二钱　白蔻仁一钱　广皮一钱

水五杯，煮取二杯，分二次服。

（九十二）湿温下利，脱肛，五苓散加寒水石主之。

五苓散加寒水石方（辛温淡复寒法）

即于五苓散内加寒水石三钱，如服五苓散法。久痢不再用之。

（九十三）久痢阳明不阖，人参石脂汤主之。

人参石脂汤方（辛甘温合涩法）

人参三钱　赤石脂三钱，细末　炮姜二钱　白粳米一合，炒（本方即桃花汤之变法）

水五杯，先煮人参、白米、炮姜、令浓，得二杯，后调石脂细末和匀，分二次服。

（九十四）自利腹满，小便清长，脉濡而小，病在太阴。法当温脏，勿事通腑，加减附子理中汤主之。

加减附子理中汤方（苦辛温法）

白术三钱　附子二钱　干姜二钱　茯苓三钱　厚朴二钱

水五杯，煮取二杯，分二次温服。

（九十五）自利不渴者，属太阴。甚则哕（俗名呃逆），冲气逆。急救土败，附子粳米汤主之。

附子粳米汤方（苦辛热法）

人参三钱　附子二钱　炙甘草二钱　粳米一合　干姜二钱

水五杯，煮取二杯，渣再煮一杯，分三次温服。

（九十六）疟邪热气，内陷变痢，久延时日，脾胃气衰，面浮腹膨，里急肛坠，中虚伏邪，加减小柴胡汤主之。

加减小柴胡汤方（苦辛温法）

柴胡三钱　黄芩二钱　人参一钱　丹皮一钱　白芍二钱，炒　当归一钱五分，土炒　谷芽一钱五分　山楂一钱五分，炒

水八杯，煮取三杯，分三次温服。

（九十七）春温内陷，下痢，最易厥脱，加减黄连阿胶汤主之。

加减黄连阿胶汤 （甘寒苦寒合化阴气法）

黄连三钱　阿胶三钱　黄芩二钱　炒生地四钱　生白芍五钱　炙甘草一钱五分

水八杯，煮取三杯，分三次温服。

（九十八）气虚下陷，门户不藏，加减补中益气汤主之。

加减补中益气汤 （甘温法）

人参二钱　黄芪二钱　广皮一钱　炙甘草一钱　归身二钱　炒白芍三钱　防风五分　升麻三分

水八杯，煮取三杯，分三次温服。

（九十九）内虚下陷，热利下重，腹痛，脉左小右大，加味白头翁汤主之。

加味白头翁汤 （苦寒法）

白头翁三钱　秦皮二钱　黄连二钱　黄柏二钱　黄芩三钱　白芍二钱

水八杯，煮取三杯，分三次服。

秋　燥

（一百）燥伤胃阴，五汁饮主之，玉竹麦门冬汤亦主之。

玉竹麦门冬汤方 (甘寒法)

玉竹三钱　麦冬三钱　沙参二钱　生甘草一钱

水五杯，煮取二杯，分二次服。土虚者加生扁豆，气虚者加人参。

（一百一）胃液干燥，外感已尽者，牛乳饮主之。

牛乳饮 (甘寒法)

牛乳一杯

重汤炖熟，顿服之。甚者日再服。

（一百二）燥证气血两燔者，玉女煎主之。

下　焦　篇

风温　温热　温疫　温毒　冬温

（一）风温、温热、温疫、温毒、冬温，邪在阳明久羁，或已下，或未下，身热面赤，口干舌燥，甚则齿黑唇裂，脉沉实者，仍可下之。脉虚大，手足心热甚于手足背者，加减复脉汤主之。

加减复脉汤方（甘润存津法）

炙甘草六钱　干地黄六钱　生白芍六钱　麦冬五钱，不去心　阿胶三钱　麻仁三钱。

水八杯，煮取八分，三杯，分三次服，剧者加甘草至一两，地黄、白芍八钱，麦冬七钱。日三，夜一服。

（二）温病误表，津液被劫，心中震震，舌强神昏，宜复脉法，复其津液。舌上津回则生。汗自出，中无所主者，救逆汤主之。

救逆汤方 （镇摄法）

即于前加复脉汤内，去麻仁，加生龙骨四钱，生牡蛎八钱，煎如复脉法，脉虚大欲散者，加人参二钱。

（三）温病耳聋，病系少阴，与柴胡汤者必死。六七日以后，宜复脉辈复其精。

（四）劳倦内伤，复感温病，六七日以外，不解者，宜复脉法。

（五）温病已汗而不得汗，已下而热不退，六七日以外，脉尚躁盛者，重与复脉汤。

（六）温病误用升散，脉结代，甚者脉两至者，重与复脉。虽有他症，后治之。

（七）汗下后，口燥咽干、神倦欲眠、舌赤苔老，与复脉汤。

（八）热邪深入，或在少阴，或在厥阴，均宜复脉。

（九）下后大便溏甚，周十二时三、四行，脉仍数者，未可与复脉汤，一甲煎主之。服一二日大便不溏者，可与一甲复脉汤。

一甲煎 （咸寒兼涩法）

生牡蛎二两，碾细
水八杯，煮取三杯，分温三服。

一甲复脉汤方

即于加减复脉汤内，去麻仁，加牡蛎一两。

（十）下焦温病，但大便溏者，即与一甲复脉汤。

（十一）少阴温病，真阴欲竭，壮火复炽，心中烦，不得卧者，黄连阿胶汤主之。

黄连阿胶汤方（苦甘咸寒法）

黄连四钱　黄芩一钱　阿胶三钱　白芍一钱　鸡子黄二枚

水八杯，先煮三物，取三杯，去渣，内胶烊尽，再内鸡子黄搅令相得，日三服。

（十二）夜热早凉，热退无汗，热自阴来者，青蒿鳖甲汤主之。

青蒿鳖甲汤方（辛凉合甘寒法）

青蒿二钱　鳖甲五钱　细生地四钱　知母二钱　丹皮三钱

水五杯，煮取二杯，日再服。

（十三）热邪深入下焦，脉沉数，舌干齿黑，手指但觉蠕动，急防痉厥，二甲复脉汤主之。

二甲复脉汤方（咸寒甘润法）

即于加减复脉汤内，加生牡蛎五钱，生鳖甲八钱。

（十四）下焦温病，热深厥甚，脉细促，心中憺憺大动，甚则心中痛者，三甲复脉汤主之。

三甲复脉汤方 （同二甲汤法）

即于二甲复脉汤内，加生龟板一两。

（十五）即厥且哕（俗名呃忒），脉细而劲，小定风珠主之。

小定风珠方 （甘寒咸法）

鸡子黄一枚，生用　真阿胶二钱　生龟板六钱　童便半杯　淡菜三钱

水五杯，先煮龟板、淡菜得二杯，去滓，入阿胶上火烊化，纳鸡子黄，搅令相得，再冲童便，顿服之。

（十六）热邪久羁，吸烁真阴，或因误表，或因妄攻，神倦瘛疭，脉气虚弱，舌绛苔少，时时欲脱者，大定风珠主之。

大定风珠方 （酸甘咸法）

生白芍六钱　阿胶三钱　生龟板四钱　干地黄六钱麻仁二钱　五味子二钱　生牡蛎四钱　麦冬六钱，连心炙甘草四钱　鸡子黄二枚，生　鳖甲四钱，生

水八杯，煮取三杯，去滓，再入鸡子黄，搅令相得，分三次服。喘，加人参。自汗者，加龙骨、人参、小麦。悸者，加茯神、人参、小麦。

（十七）壮火尚盛者，不得用定风珠、复脉。邪少虚多者，不得用黄连阿胶汤。阴虚欲痉者，不得用青蒿鳖甲汤。

（十八）痉厥神昏，舌短烦躁，手少阴证未罢者，先与牛黄、紫雪辈，开窍搜邪，再与复脉汤存阴，三甲潜阳。临证细参，勿致倒乱。

（十九）邪气久羁，肌肤甲错。或因下后邪欲溃；或因存阴得液蒸汗。正气已虚，不能即出，阴阳互争而战者，欲作战汗也，复脉汤热饮之。虚盛者加人参。肌肉尚盛者，但令静，勿妄动也。

（二十）时欲漱口，不欲咽，大便黑而易者，有瘀血也，犀角地黄汤主之。

犀角地黄汤方（甘咸微苦法）

干地黄一两　生白芍三钱　丹皮三钱　犀角三钱

水五杯，煮取二杯，分二次服，渣再煮一杯服。

（二十一）少腹坚满，小便自利，夜热昼凉，大便闭，脉沉实者，蓄血也。桃仁承气汤主之；甚则抵当汤。

桃仁承气汤方（苦辛咸寒法）

大黄五钱　芒硝二钱　桃仁三钱　当归三钱　芍药三钱　丹皮三钱

水八杯，煮取三杯，先服一杯。得下，止后服，不知再服。

抵当汤方（飞走攻络苦咸法）

大黄五钱　虻虫二十枚，炙干为末　水蛭五分，炙干为末　桃仁五钱

水八杯，煮取三杯，先服一杯。得下，止后服，不知再服。

（二十二）温病脉，法当数，今反不数而濡小者，热撤里虚也。里虚下利稀水，或便脓血者，桃花汤主之。

桃花汤方（甘温兼涩法）

赤石脂一两，半盅用煎，半为细末调炮姜五钱　白粳米二合

水八杯，煮取三杯，去渣，入石脂末一钱五分，分三次服。若一服愈，余勿服。虚甚者加人参。

（二十三）温病七八日以后，脉虚数，舌绛苔少，下利日数十行，完谷不化，身虽热者，桃花粥主之。

桃花粥方（甘温兼涩法）

人参三钱　炙甘草三钱　赤石脂六钱，细末　白粳米二合

水十杯，先煮参、草，得六杯，去渣，再入粳米，煮得三杯，纳石脂末三钱，顿服之。利不止，再服第二杯，如上法。利止，停后服。或先因过用寒凉，脉不数，身不热者，加干姜三钱。

（二十四）温病少阴下利，咽痛胸满，心烦者，猪肤汤主之。

猪肤汤方（甘润法）

猪肤一斤，用白皮从内刮去肥，令如纸薄

上一味，以水一斗，煮取五升，去渣，加白蜜一升，白米粉五合，熬香，和令相得。

（二十五）温病少阴咽痛者，可与甘草汤。不瘥者，与桔梗汤。

甘草汤方（甘缓法）

甘草二两

上一味，以水三升，煮取一升半，去渣，分温再服。

桔梗汤方（苦辛甘开提法）

甘草二两　桔梗二两

法同前。

（二十六）温病入少阴，呕而咽中伤，生疮不能语，声不出者，苦酒汤主之。

苦酒汤方（酸甘微辛法）

半夏二钱，炙　鸡子一枚，去黄，内上苦酒鸡子壳中

上二味，内半夏着苦酒中，以鸡子壳置刀环中，安火上，令三沸，去渣，少少含咽之。不瘥，更作三剂。

（二十七）妇女温病，经水适来，脉数耳聋，干呕烦渴，辛凉退热，兼清血分，甚至十数日不解，邪陷发痉者，竹叶玉女煎主之。

竹叶玉女煎方 （辛凉合甘寒微苦法）

生石膏六钱　干地黄四钱　麦冬四钱　知母二钱　牛膝二钱　竹叶三钱

水八杯，先煮石膏、地黄，得五杯，再入余四味，煮取二杯，先服一杯，候六时复之。病解，停后服，不解再服（上焦用玉女煎去牛膝者，以牛膝为下焦药，不得引邪深入也。兹在下焦，故仍用之）。

（二十八）热入血室，医与两清气血，邪去其半，脉数，余邪不解者，护阳和阴汤主之。

护阳和阴汤方 （甘凉甘温复法，偏于甘凉，即复脉汤法也）

白芍五钱　炙甘草二钱　麦冬二钱，连心炒　人参二钱　干地黄三钱，炒

水五杯，煮取二杯，分二次温服。

（二十九）热入血室，邪去八九，右脉虚数，暮微寒热者，加减复脉汤，仍用参主之。

加减复脉汤仍用参方

即于前复脉汤内，加入人参三钱。

（三十）热病经水适至，十数日不解，舌痿饮冷，心烦热，神气忽清忽乱，脉右长左沉，瘀热在里也，加减桃仁承气汤主之。

加减桃仁承气汤方（苦辛走络法）

大黄三钱，制　桃仁三钱，炒　细生地六钱　丹皮四钱
泽兰二钱，人中白二钱

水八杯，煮取三杯，先服一杯，候六时，得下黑血，下后神清渴减，止后服，不知渐进。

（三十一）温病愈后，嗽稀痰而不咳，彻夜不寐者，半夏汤主之。

半夏汤方（辛甘淡法）

半夏八钱，制　秫米二两
水八杯，煮取三杯，分三次温服。

（三十二）饮退得寐，舌滑，食不进者，半夏桂枝汤主之。

半夏桂枝汤方（辛温甘淡法）

半夏六钱　秫米一两　白芍六钱　桂枝四钱（虽云桂枝汤，却用小建中汤法，桂枝少于白芍者，表里异治也）
炙甘草一钱　生姜三钱　大枣二枚，去核
水八杯，煮取三杯，分温三服。

（三十三）温病解后，脉迟，身凉如水，冷汗自出者，

桂枝汤主之。

（三十四）温病愈后，面色痿黄，舌淡，不欲饮水，脉迟而弦，不食者，小建中汤主之。

小建中汤方（甘温法）

白芍六钱，酒炒　桂枝四钱　甘草三钱，炙　生姜三钱　大枣二枚，去核　胶饴五钱

水八杯，煮取三杯，去渣，入胶饴，上火烊化，分温三服。

（三十五）温病愈后，或一月至一年，面微赤，脉数，暮热，常思饮不欲食者，五汁饮主之，牛乳饮亦主之。病后肌肤枯燥，小便溺管痛，或微燥咳，或不思食，皆胃阴虚也，与益胃、五汁辈。

暑温　伏暑

（三十六）暑邪深入少阴，消渴者，连梅汤主之。入厥阴，麻痹者，连梅汤主之。心热烦躁，神迷甚者，先与紫雪丹，再与连梅汤。

连梅汤方（酸甘化阴，酸苦泄热法）

云连二钱　乌梅三钱，去核　麦冬三钱，连心　生地三钱　阿胶二钱

水五杯，煮取二杯，分二次服。脉虚大而芤者，加人参。

（三十七）暑邪深入厥阴，舌灰，消渴，心下板实，呕恶吐蚘，寒热，下利血水，甚至声音不出，上下格拒者，椒梅汤主之。

椒梅汤方

（酸苦复辛甘法，即仲景乌梅丸法也。方义已见中焦篇）

黄连二钱　黄芩二钱　干姜二钱　白芍三钱，生　川椒三钱，炒黑　乌梅三钱，去核　人参二钱　枳实一钱五分　半夏二钱

水八杯，煮取三杯，分三次服。

（三十八）暑邪误治，胃口伤残，延及中下，气塞填胸，燥乱口渴，邪结内据，清浊交混者，来复丹主之。

来复丹（酸温法）

太阴元精石一两　舶上硫黄一两　硝石一两，同硫黄为末，微火炒结砂子大。橘红二钱　青皮二钱，去白　五灵脂二钱，澄去砂，炒令烟尽。

（三十九）暑邪久热，寝不安，食不甘，神识不清，阴液元气两伤者，三才汤主之。

三才汤方（甘凉法）

人参三钱　天冬二钱　干地黄五钱

水五杯，浓煎二杯，分二次温服。欲复阴者，加麦冬、五味子；欲复阳者，加茯苓、炙甘草。

（四十）蓄血，热入血室，与温热同法。

（四十一）伏暑、湿温，胁痛，或咳，或不咳，无寒，但潮热，或竟寒热如疟状，不可误认柴胡证，香附旋覆花汤主之。久不解者，用控涎丹。

香附旋覆花汤方（苦辛淡合芳香开络法）

生香附三钱　旋覆花三钱，绢包　苏子霜三钱　广皮二钱　半夏五钱　茯苓块三钱　薏仁五钱

水八杯，煮取三杯，分三次温服。腹满者加厚朴，痛甚者加降香末。

控涎丹方（苦寒从治法）

甘遂去心，制　大戟去皮，制　白芥子

上等分为细末，神曲糊为丸，梧子大，每服九丸，姜汤下，壮者加之，羸者减之，以知为度。

寒湿　附：便血　咳嗽　疝瘕

（四十二）湿之为物也，在天之阳时为雨露，阴时为霜雪，在山为泉，在川为水，包含于土中者为湿。其在人身也，上焦与肺合，中焦与脾合，其流于下焦也，与少阴癸

水合。

（四十三）湿久不治，伏足少阴，舌白身痛，足跗浮
肿，鹿附汤主之。

鹿附汤方（苦辛咸法）

鹿茸五钱　附子三钱　草果一钱　菟丝子三钱　茯苓
五钱

水五杯，煮取二杯，日再服，渣再煮一杯服。

（四十四）湿久脾阳消乏，肾阳亦惫者，安肾汤主之。

安肾汤方（辛甘温法）

鹿茸三钱　葫芦巴三钱　补骨脂三钱　韭子一钱　大
茴香二钱　附子二钱　茅术二钱　茯苓三钱　菟丝子三钱

水八杯，煮取三杯，分三次服。大便溏者加赤石脂。
久病恶汤者，可用二十分作丸。

（四十五）湿久伤阳，痿弱不振，肢体麻痹，痔疮下
血，术附苓姜汤主之。

术附姜苓汤方（辛温苦淡法）

生白术五钱　附子三钱　干姜三钱　茯苓五钱
水五杯，煮取二杯，日再服。

（四十六）先便后血，小肠寒湿，黄土汤主之。

黄土汤方（甘苦合用，刚柔互济法）

甘草三两　干地黄三两　白术三两　附子三两，炮

阿胶三两　黄芩三两　灶中黄土半斤

水八升，煮取二升，分温二服（分量服法悉录古方，未敢增减，用者自行斟酌可也）。

（四十七）秋湿内伏，冬寒外加，脉紧无汗，恶寒身痛，喘咳稀痰，胸满，舌白滑，恶水不欲饮，甚则倚息不得卧，腹中微胀，小青龙汤主之。脉数有汗，小青龙去麻、辛主之。大汗出者，倍桂枝，减干姜，加麻黄根。

小青龙汤方（辛甘复酸法）

麻黄三钱，去节　甘草三钱，炙　桂枝五钱，去皮芍药三钱　五味二钱　干姜三钱　半夏五钱　细辛二钱

水八碗，先煮麻黄，减一碗许，去上沫，内诸药，煮取三碗，去渣，温服一碗。得效，缓后服，不知再服。

（四十八）喘咳息促，吐稀涎，脉洪数，右大于左，喉哑，是为热饮，麻杏石甘汤主之。

麻杏石甘汤方（辛凉甘淡法）

麻黄三钱，去节　杏仁三钱，去皮尖，碾细　石膏三钱，碾　甘草二钱，炙

水八杯，先煮麻黄，减二杯，去沫，内诸药，煮取三杯，先服一杯，以喉凉为度。

（四十九）支饮不得息，葶苈大枣泻肺汤主之。

葶苈大枣泻肺汤方（苦辛甘法）

苦葶苈三钱，炒香，碾细　大枣五枚，去核

水五杯，煮成二杯，分二次服。得效减其制，不效再作服，衰其大半而止。

（五十）饮家反渴，必重用辛，上焦加干姜、桂枝，中焦加枳实、橘皮，下焦加附子、生姜。

（五十一）饮家阴吹，脉弦而迟，不得固执《金匮》法，当反用之，橘半桂苓枳姜汤主之。

橘半桂苓枳姜汤方（苦辛淡法）

半夏二两　小枳实一两　橘皮六钱　桂枝一两　茯苓块六钱　生姜六钱

甘澜水十碗，煮成四碗，分四次，日三，夜一服。以愈为度。愈后以温中补脾，使饮不聚为要。其下焦虚寒者，温下焦。肥人用温燥法，瘦人用温平法。

（五十二）暴感寒湿成疝，寒热往来，脉弦反数，舌白滑，或无苔，不渴，当脐痛，或胁下痛，椒桂汤主之。

椒桂汤方（苦辛通法）

川椒六钱，炒黑　桂枝六钱　良姜三钱　柴胡六钱小茴香四钱　广皮三钱　吴萸三钱，泡淡　青皮三钱

急流水八碗，煮成三碗，温服一碗，覆被令微汗，佳。不汗，服第二碗，接饮生姜汤促之得汗。次早服第三碗，不必覆被再令汗。

（五十三）寒疝脉弦紧，胁下偏痛，发热，大黄附子汤主之。

大黄附子汤方（苦辛温下法）

大黄五钱　熟附子五钱　细辛三钱

水五杯，煮取两杯，分温二服（原方分量甚重，此则从时减轻，临时对证斟酌）。

（五十四）寒疝，少腹或脐旁下引睾丸，或掣胁下，掣腰，痛不可忍者，天台乌药散主之。

天台乌药散方（苦辛热急通法）

乌药五钱　木香五钱　小茴香五钱，炒黑　良姜五钱，炒　青皮五钱　川楝子十枚　巴豆七十二粒　槟榔五钱

先以巴豆微打破，加麸数合炒川楝子，以巴豆黑透为度，去巴豆、麸子不用，但以川楝同前药为极细末。黄酒和服一钱，不能饮者，姜汤代之。重者日再服；痛不忍者，日三服。

湿温　附：疟痢

（五十五）湿温久羁，三焦弥漫，神昏窍阻，少腹硬满，大便不下，宣清导浊汤主之。

宣清导浊汤方（苦辛淡法）

猪苓五钱　茯苓五钱　寒水石六钱　晚蚕沙四钱　皂

荚子三钱，去皮

水五杯，煮成两杯，分二次服。以大便通快为度。

（五十六）湿凝气阻，三焦俱闭，二便不通，半硫丸主之。

半硫丸方 （酸辛温法）

石硫黄　半夏，制

上二味，各等分为细末，蒸饼为丸，梧子大，每服一二钱，白开水送下。

（五十七）浊湿久留，下注于肛，气闭，肛门坠痛，胃不喜食，舌苔腐白，术附汤主之。

术附汤方 （苦辛温法）

生茅术五钱　人参二钱　厚朴三钱　生附子三钱　炮姜三钱　橘皮三钱

水五杯，煮成两杯，先服一杯，约三时，再服一杯，以肛痛愈为度。

（五十八）疟邪久羁，因疟成劳，诸之劳疟。络虚而痛，阳虚而胀，胁有疟母，邪留正伤。加味异功汤主之。

加味异功汤方 （辛甘温阳法）

人参三钱　当归一钱五分　肉桂一钱五分　炙甘草二钱茯苓三钱　白术三钱　生姜三钱　大枣二枚，去核　广皮二钱水五杯，煮成两杯，渣再煮一杯，分三次服。

（五十九）疟久不解，胁下成块，谓之疟母，鳖甲煎丸主之。

鳖甲煎丸方

鳖甲十二分，炙　乌扇三分，烧　黄芩三分　柴胡六分　鼠妇三分，熬　干姜三分　葶苈一分，熬　石韦三分，去毛　厚朴三分　大黄三分　芍药五分　桂枝三分　牡丹皮五分　瞿麦二分　紫葳三分　半夏一分　人参一分　䗪虫五分，熬　阿胶三分，炒　蜂窝四分，炙　赤硝十二分　蜣螂六分，熬　桃仁二分

上二十三味，为细末，取煅灶下灰一斗，清酒一斤五斗，浸灰，俟酒尽一半，着鳖甲于中，煮令如胶漆，绞取汁，纳诸药，煎为丸，如梧子大，空心服七丸，日三服。

（六十）太阴三疟，腹胀不渴，呕水，温脾汤主之。

温脾汤方（苦辛温里法）

草果二钱　桂枝三钱　生姜五钱　茯苓五钱　蜀漆三钱，炒　厚朴三钱

水五杯，煮取两杯，分二次温服。

（六十一）少阴三疟，久而不愈，形寒嗜卧，舌淡，脉微，发时不渴，气血两虚，扶阳汤主之。

扶阳汤方（辛甘温阳法）

鹿茸五钱，生锉末，先用黄酒煎透　熟附子三钱　人

参二钱　粗桂枝三钱　当归二钱　蜀漆三钱，炒黑

水八杯，加入鹿茸酒，煎成三小杯，日三服。

（六十二）厥阴三疟，日久不已，劳则发热，或有痞结，气逆欲呕，减味乌梅丸法主之。

减味乌梅丸法（酸苦为阴，辛甘为阳复法）

半夏　黄连　干姜　吴萸　茯苓　桂枝　川椒，炒墨
白芍　乌梅

（以下方中多无分量，以分量本难预定，用者临时斟酌可也）

（六十三）酒客久痢，饮食不减，茵陈白芷汤主之。

茵陈白芷汤方（苦辛淡法）

绵茵陈　白芷　北秦皮　茯苓皮　黄柏　藿香

（六十四）老年久痢，脾阳受伤，食滑便溏，肾阳亦衰，双补汤主之。

双补汤方

人参　山药　茯苓　莲子　芡实　补骨脂　苁蓉　萸肉
五味子　巴戟天　菟丝子　覆盆子

（六十五）久痢小便不通，厌食欲呕，加减理阴煎主之。

加减理阴煎方（辛淡为阳，酸甘化阴复法）

熟地　白芍　附子　五味子　炮姜　茯苓

（六十六）久痢带瘀血，肛中气坠，腹中不痛，断下渗湿苓主之。

茅术、黄柏、赤苓、猪苓，能通膀胱气化，使气分湿热从小便而去，不致再遗留在血分。

断下渗湿汤方（苦辛淡法）

樗根皮一两，炒黑　生茅术一钱　生黄柏一钱　地榆一钱五分，炒黑　楂肉三钱，炒黑　银花一钱五分，炒黑赤苓三钱　猪苓一钱五分

水八杯，煮成三杯，分三次服。

（六十七）下痢无度，脉微细，肢厥，不进食，桃花汤主之。

（六十八）久痢，阴伤气陷，肛坠尻酸，地黄余粮汤主之。

地黄余粮汤方（酸甘兼涩法）

熟地黄　禹余粮　五味子

（六十九）久痢伤肾，下焦不固，肠腻滑下，纳谷运迟，三神丸主之。

三神丸方（酸甘辛温兼涩法，亦复方也）

五味子　补骨脂　肉果去净油

（七十）久痢伤阴，口渴舌干，微热微咳，人参乌梅汤主之。

人参乌梅汤方（酸甘化阴法）

人参　莲子炒　炙甘草　乌梅　木瓜　山药

（七十一）痢久阴阳两伤，少腹肛坠，腰胯脊髀酸痛，由脏腑伤及奇经，参茸汤主之。

参茸汤方（辛甘温法）

人参　鹿茸　附子　当归，炒　茴香，炒　菟丝子　杜仲

（七十二）久痢伤及厥阴，上犯阳明，气上撞心，饥不欲食，干呕腹痛，乌梅丸主之。

乌梅丸方（酸甘辛苦复法。酸甘化阴，辛苦通降）

乌梅　细辛　干姜　黄连　当归　附子　蜀椒，炒焦，去汗　桂枝　人参　黄柏

（七十三）休息痢，经年不愈，下焦阴阳皆虚，不能收摄，少腹气结，有似癥瘕，参芍汤主之。

参芍汤方（辛甘为阳，酸甘化阴复法）

人参　白芍　附子　茯苓　炙甘草　五味子

（七十四）噤口痢，热气上冲，肠中逆阻似闭，腹痛在下尤甚者，白头翁汤主之。

（七十五）噤口痢，左脉细数，右手脉弦，干呕，腹痛，里急后重，积下不爽，加减泻心汤主之。

加减泻心汤方（苦辛寒法）

川连　黄芩　干姜　银花　楂炭　白芍　木香汁

（七十六）噤口痢，呕恶不饥，积少痛缓，形衰脉弦，舌白不渴，加味参苓白术散主之。

加味参苓白术散方

（甘淡微苦法。加则辛甘化阳，芳香悦脾，微辛以通，微苦以降也。）

人参一钱　白术一钱五分，炒焦　茯苓一钱五分　扁豆二钱，炒　薏仁一钱五分　甘梗一钱　砂仁七分，炒　炮姜一钱　肉豆蔻一钱　炙甘草五分

共为极细末，每服一钱五分，香粳米汤调服，日二次。

（七十七）噤口痢，胃关不开，由于胃关不开者，肉苁蓉汤主之。

肉苁蓉汤方（辛甘法）

肉苁蓉一两，泡淡　附子二钱　人参二钱　干姜炭二钱　当归二钱　白芍三钱　肉桂，汤浸，炒

水八杯，煮取三杯，分三次，缓服，胃稍开，再作服。

秋　燥

（七十八）燥久伤及肝肾之阴，上盛下虚，昼凉夜热，

或干咳，或不咳，甚则痉厥者，三甲复脉汤主之，定风珠亦主之，专翁大生膏亦主之。

专翁大生膏（酸甘咸法）

人参二斤，无力者以制洋参代之　茯苓二斤　龟板一斤，另熬胶　乌骨鸡一对　鳖甲一斤，另熬胶　牡蛎一斤　鲍鱼二斤　海参二斤　白芍二斤　五味子半斤　麦冬二斤，不去心　羊腰子八对　猪脊髓一斤　鸡子黄二十丸　阿胶二斤　莲子二斤　芡实三斤　熟地黄三斤　沙苑蒺藜一斤　白蜜一斤　枸杞子一斤，炒黑

上药分四铜锅（忌铁器搅，用铜勺），以有情归有情者二，无情归无情者二，文火细炼三昼夜，去渣，再熬六昼夜，陆续合为一锅，煎炼成膏，末下三胶，合蜜和匀，以方中有粉无汁之茯苓、白芍、莲子、芡实为细末，合膏为丸。每日服二钱，渐加至三钱，日三服。约一日一两，期年为度。每殒胎必三月，肝虚而热者，加天冬一斤，桑寄生一斤，同熬膏，再加鹿茸二十四两为末。

图书在版编目（CIP）数据

温病条辨／（清）吴瑭著. —太原：山西科学技术
出版社，2018.2（2023.5 重印）
（中医临床经典丛书）
ISBN 978 - 7 - 5377 - 5693 - 8

Ⅰ.①温… Ⅱ.①吴… Ⅲ.①《温病条辨》Ⅳ.①R254.2

中国版本图书馆 CIP 数据核字（2018）第 010178 号

校注者：郝 洋 李 辰 李 倩

温病条辨

出 版 人	阎文凯	
著 者	清·吴 瑭	
责 任 编 辑	王 璇	
封 面 设 计	杨宇光	

出 版 发 行　山西出版传媒集团·山西科学技术出版社
　　　　　　　地址　太原市建设南路 21 号　邮编　030012
编 辑 室 电 话　0351 - 4922135
投 稿 邮 箱　shanxikeji@ qq. com
发 行 电 话　0351 - 4922121
经　　　销　全国新华书店
印　　　刷　运城日报印刷厂

开 本	890mm × 1240mm　　1/32	
印 张	2.875	
字 数	60 千字	
版 次	2018 年 2 月第 1 版	
印 次	2023 年 5 月山西第 4 次印刷	

书　　　号　ISBN 978 - 7 - 5377 - 5693 - 8
定　　　价　16.00 元